BAJA EN CARBOHIDRATOS

Recetas de dieta para desayunos, comidas y cenas
baja en carbohidratos

(Cocinar sin carbohidratos)

Urso Gil

Publicado Por Daniel Heath

Baja En Carbohidratos: Recetas de dieta para desayunos, comidas y cenas baja en carbohidratos (Cocinar sin carbohidratos)

ISBN 978-1-989853-65-8

TABLA DE CONTENIDO

Parte 1

Introducción

¿Cuáles son las imágenes que vienen a tu mente cuando piensas en comida baja en carbohidratos? ¿Imaginas solamente una limitada variedad de carne, queso, y tal vez un par de vegetales preparados solamente en un par de maneras? Si está o este eres tú, entonces no estás solo, ni sola. Es error común la idea de un estilo de vida con una dieta baja en grasa es aburrida y ofrece poca variedad. Entonces, añadiendo a esto, hay un problema de tiempo. ¿Quién tiene tiempo para preparar y cocinar platillos que son pesados en proteína cada día? Esto, de nuevo, es un error común de comer bajo en carbohidratos. La verdad es que una dieta baja en carbohidratos no es acerca de lo que estas quitando de tu dieta, es acerca de las cosas correctas que estas añadiendo. Una de las maneras en las que puedes comer comida baja en carbohidratos sana cada día, es teniendo tu olla de cocción lenta como la estrella del show.

Dietas bajas en carbohidratos han sido populares desde hace un par de décadas. Las modas van y viene, y el enfoque dietético en si ha involucrado con el tiempo. Comer bajo en carbohidratos es mucho más que una pérdida de peso rápida. Comer bajo en carbohidratos es de hecho un estilo de vida enfocado a la salud en general, a la perdida y mantenimiento del peso. Una vida baja en carbohidratos es enfocarse en los ingredientes que son saludables y frescos, y no pesados con grasas saturadas. Tan ricas, nueces, quesos deliciosos ciertamente tienen su lugar, así como otros productos lácteos y carnes rojas, estas son comidas que puedes disfrutar ocasionalmente, en vez de huirles. Pero más importante, una vida baja en carbohidratos es acerca de la inclusión, más que la exclusión. La inclusión de vegetales frescos y llenos de nutrientes, fibra e incluso frutas que promuevan y alienten una buena salud. Cuando tus carbohidratos y proteínas están en balance en las cantidades apropiadas, recibirás beneficios saludables que incluyen la pérdida de peso, la regulación de la azúcar en la sangre, la reducción de la inflamación y la disminución de problemas serios para la salud, como ataques al corazón y diabetes. Lo más importante es que no necesitas una dieta especial. En vez de eso, todo lo que necesitas es entender que los carbohidratos procesados son malos, como los encontrados en comida pre-empacada, incluyendo panes conocidos, pastas, y cereales, y ocurre que naturalmente los carbohidratos en comidas frescas son buenos.

Tal vez has escuchado que al comenzar una dieta baja en carbohidratos, tu plan debe severamente limitar consumirlos por un par de semanas, y lentamente construir tu ingesta. Esto resultara en una pérdida de peso rápida, mayormente en agua, y esto depende completamente de ti si eliges este enfoque. Sin embargo, si simplemente estas buscando recuperar tu salud, sentirte mejor, o perder peso en una manera usualmente rápida, entonces las recetas de este libro, y otro como este, te ayudaran a alcanzar tus metas y mostrarte cómo puedes incorporar una variedad de comidas, que pensaste estaban prohibidas en tu dieta.

Con la ayuda de una olla de cocción rápida, encontraras posible combinar de una manera única algunos de tus ingredientes favoritos. El mayor beneficio de la preparación en una olla de cocción lenta es la manera en cómo nos facilita el presupuesto, sino el tiempo. Con solo unos minutos al día, puedes llegar a casa y encontrar una comida lista, perfectamente preparada y deliciosa, esperando por ti sin problemas. Lo que encontraras en este libro es una variedad increíble de platillos bajos en carbohidratos que han sido creados especialmente para preparar en una olla de cocción lenta. Los ingredientes son frescos con un enfoque no solo enfocado en la cantidad de proteína y carbohidratos, sino que en fibra, nutrientes y otros nutrientes que son vitales para una salud y bienestar a largo plazo. En este libro, encontraras un énfasis en vegetales, los cuales no son siempre asociados a un estilo de vida basado en una dieta baja en carbohidratos. Muchos vegetales son bajo en carbohidratos y suficientemente altos en otros nutrientes que tal vez hacen adiciones valiosas a tu dieta diaria. Cada receta de este libro está formulada para contener quince gramos o menos de carbohidratos por porción. Este es el límite perfecto para asegurar que te estas permitiendo los nutrientes necesarios, mientras evitas daños de carbohidratos procesados - enfocado en opciones saludables.

Lo ideal es comer carbohidratos saludables, simples y deliciosos. Las recetas en este libro te muestras como puedes lograr lo ideal con la ayuda de una simple, común artefacto de cocina. Así que, busca tu olla de cocción lenta, es hora de alcanzar y mantener un estilo de vida saludable.

Sopas Simples y Estofados

Cuantas veces las personas tiene una imagen de comidas baja en carbohidratos que incluye no solamente carne roja y queso. Nada más lejos de la verdad. En esta sección, te presentamos sopas y estofados únicos y sabrosos que se asegurarán de que nunca se quede atrapado en una rutina de opciones bajas en carbohidratos. Con una preparación fácil, estas sopas y estofados te proporcionaran una comida agradable y la cálida para tu cuerpo y alma.

Sopa de Calabaza Picante

Tiempo de cocción 4-6 horas
Tiempo de preparación 10 minutos
Porciones 6

Ingredientes

1 kilo de pechuga de pollo sin hueso ni piel en cubos
1 cebolla amarilla en cuadros
1 taza de apio en cuadros
3 dientes de ajo picadas
1 taza de pimiento rojo rebanado
4 tazas de caldo de pollo
2 tazas de puré de calabaza
2 cucharaditas de estragón
1/2 cucharadita de polvo de cayena
1/2 cucharadita de nuez moscada
1 cucharadita de sal
1 cucharadita de pimienta blanca
4 tazas de espinaca fresca cortada

Preparación

1. Prepara tu olla de cocción lenta.
2. Añade el pollo, seguido de la cebolla, apio, ajo, y pimiento.

3. En un recipiente, combina el caldo de pollo, la calabaza, estragón, polvo de cayena, nuez moscada y pimienta blanca. Mezcla bien y añádelo a la olla de cocción lenta. Revuelve lentamente.

4. Cúbrelo y cocina por 4 horas en temperatura alta o 6 horas temperatura baja.

5. Media hora después del tiempo de cocción, abre la tapa y añade la espinaca. Cocina hasta que la espinaca este marchita y caliente.

Información Nutricional

Calorías 187

Grasa total 4g, grasa saturada 1g

Carbohidratos netos 12g

Proteína 23g

Sopa de Maíz de Monterrey

Tiempo de Cocción: 4-6 horas
Tiempo de Preparación: 10 minutos
Porciones: 6

Ingredientes

1 kilo de pechuga de pollo sin hueso ni piel en cubos
1 cebolla morada rebanada
3 dientes de ajo picado
1 cucharada de chile jalapeño rebanado
1 taza de pimiento rojo rebanado
1 taza de granos de maíz fresco
1 cucharada de aceite de oliva
4 tazas de caldo de pollo
1/2 taza de salsa picante
1 cucharada de comino molido
2 cucharadita de salsa de cayena
2 cucharadas de maicena
1 taza de leche (2%)
1 taza de queso Jack Monterrey rallado
Cilantro fresco para decorar

Preparación:

1. Prepara tu olla de cocción lenta.

2. Añade el pollo, seguido de la cebolla, ajo, chile jalapeño, pimiento y los granos de maíz.
3. Añade el aceite de oliva y revuelva ligeramente para cubrir.
4. Combine el caldo de pollo, la salsa picante, comino, salsa de cayena, y la maicena. Bata bien hasta que no queden grumos.
5. Añade la mezcla a la olla de cocción lenta.
6. Cubre y cocina por 4 horas en temperatura alta y 6 en temperatura baja.
7. Cerca de media hora antes de consumir, remueve la tapa y añade la leche y la crema y el queso Monterey. Mezcla antes quitar la tapa y cubre para continuar cocinando.
8. Sirve adornando con cilantro, si lo desea.

Información Nutricional:
Calorías 273
Grasa Totales 10g, grasa saturadas 5g
Carbohidratos Neto 14g

Proteínas 28g

Sopa de Cangrejo Mexicana

Tiempo de Cocción: 2 horas
Tiempo de Preparación: 10 minutos
Porciones 4-6

Ingredientes:

1 kilo de carne de cangrejo
1 taza de cebolla amarilla rebanada
3 dientes de ajo picada
2 cucharadita de polvo de chile
1 cucharadita de comino
1 cucharadita de cilantro
3 tazas de caldo de pollo o vegetales
1 taza de leche o crema entera
1/2 taza de crema agria
Aguacate en cuadros, si lo desea

Preparación:

1. Prepara tu olla de cocción lenta.
2. Añade la carne de cangrejo, cebolla y ajo.
3. Sazona con chile en polvo, comino y cilantro.
4. Añade el caldo de pollo o vegetales.
5. Cubre y cocina por 2 horas cocción

lenta.

6. Media hora antes de servir, remueve la tapa y añade la leche o la crema y la crema agria. Mezcla bien antes de remplazar la tapa y continúa la cocción.

7. Dependiendo si deseas una textura de sopa, puedes remover la mitad de la sopa y licuarla a modo de puré antes de añadirla nuevamente a la olla de cocción lenta. Esto le dará a tu sopa más consistencia, lo opuesto a algo rustico, textura más gruesa.

8. Sirve con aguacate, si gustas.

Información Nutricional:
Calorías: 300
Grasas Totales 11g, Grasas saturadas 5g
Carbohidratos Neto 12g
Proteínas 34g

Sopa Gumbo Fácil

Tiempo de Cocción: 4 horas
Tiempo de Preparación: 10 minutos

Porciones 4-6

Ingredientes:

1/2 kilo de pechuga de pollo sin hueso ni piel en cubos

1/2 kilo de jamón ahumado en cubos

1/4 de tocino a la pimienta, cortado en cubitos y ligeramente dorado

1/2 de cebolla amarilla rebanada

1/2 de apio picado

2 dientes de ajo picado

1/2 taza de chile poblano picado

1 taza de Ocra picada

2 tazas de tomates en lata machacados, incluyendo el líquido

2 tazas de caldo de pollo

1 cucharadita de polvo de cayena

2 cucharaditas de salsa de pimienta de cayena

1 cucharadita de sal

1 cucharadita de pimienta negra

Preparación:

1. Prepara tu olla de cocción lenta.
2. Añade el pollo, seguido del jamón, tocino, cebolla, apio, ajo, chile poblano,

y ocra.

3. Después añade los tomates, incluyendo el líquido, así como el caldo de pollo.

4. Sazona con polvo de cayena, salsa de pimienta de cayena, sal y pimienta negra.

5. Cubre y cocina por 4 horas a temperatura baja.

Información Nutricional
Calorías 251
Grasas totales 7g, grasas saturadas 2g
Carbohidratos Neto 8g
Proteínas 32g

Estofado de Pollo al Ajo

Tiempo de Cocción: 4-6 horas
Tiempo de Preparación: 10 minutos
Porciones 8

Ingredientes:

2 kilos de pollo sin hueso, ambas carnes blancas y oscuras.
1 taza de cebolla morada rebanada
2 tazas de papas dulces en cubos
2 tazas de champiñones portobello a la mitad
1 tazas de apio cortado
6 dientes de ajo picado
1 ramita de romero fresco
2 hojas de laurel
1 cucharadita de sal
1 cucharadita de pimienta negra
4 tazas de caldo de pollo
2 cucharadas de salsa de soya
1 cucharada de maicena

Preparación:

1. Prepara tu olla de cocción lenta
2. Añade el pollo, seguido de la cebolla

morada, papas dulces, los champiñones portobello, apio y ajo.

3. Sazona con el romero, laurel, sal y pimienta negra.
4. En un recipiente combina el caldo de pollo, la salsa de soya, y la maicena. Mezcla con un batidor hasta que no haya grumos.
5. Añade la mezcla a la olla de cocción lenta.
6. Cubre y cocina por 4 horas a temperatura alta y 6 a temperatura baja.

Información Nutricional:
Calorías 130
Grasas Totales 2g, grasas saturadas 1g
Carbohidratos neto 15g
Proteínas 10g

Sopa de Chile Relleno

Tiempo de Cocción: 4-6 horas
Tiempo de Preparación: 10 minutos
Porciones: 4-6

Ingredientes:
1 kilo de carne de res
1 taza de cebolla morada picada
3 tazas de tomate con líquido
4 dientes de ajo picado
2 tazas de chiles poblanos, sin semilla y picados
2 tazas de caldo de res
1 cucharada de polvo de chile
1 cucharadita de canela
1/4 de cilantro fresco picado
1 taza de queso Cotija desmoronado
Aguacate rebanado para decorar
Cilantro adicional para decorar

Preparación:
1. Prepara tu olla de cocción lenta.
2. Añade l carne, seguido de la cebolla morada, los tomates y el líquido, ajo, y los chiles poblanos.
3. Combina el caldo de res con el polvo de chile, canela y el cilantro. Mezcla y

añade a la olla de cocción lenta.

4. Cubre por 4 horas a temperatura alta y 6 horas a temperatura baja.

5. Cerca de una hora antes de servir, remueve la tapa y añade el queso Cotija. Mezcla bien antes de remplazar la tapa y continúa la cocción.

6. Sirve y decora con cilantro y aguacate, si lo deseas.

Información Nutricional:
Calorías 283
Grasas totales 11g, grasas saturadas 6g
Carbohidratos Neto 8g
Proteínas 30g

Sopa de Cebolla Tres Quesos Franceses

Tiempo de Cocción: 4 horas
Tiempo de Preparación: 15 minutos
Porciones: 6

Ingredientes:

6 tazas de cebollas dulces amarillas, delgadamente rebanadas

1 cucharada de aceite de oliva

1 rama de romero

1 cucharada de tomillo fresco

6 tazas de caldo de res

1/2 tazas de queso Suizo rallado

1/2 tazas de queso Brie rodajas gruesas

1/2 taza de queso Parmesano gratinado

Preparación:

1. Prepara tu olla de cocción lenta
2. Añade las cebollas, seguida del aceite de oliva, el romero y el tomillo. Mezcla.
3. Añade el caldo de res, cubre y cocina a temperatura baja por 4 horas.
4. Precalienta la parrilla de tu horno, y vierte una cuchara de sopa como prueba de calor.
5. Acomoda en capas el queso Brie, suizo, y Parmesano.
6. Ponlo en el horno por 2 o 3 minutos, o hasta que el queso se derrita y caramelice ligeramente.

Información Nutricional:
Calorías 207
Grasas totales 11g, grasas saturadas 6g
Carbohidratos Neto 11g
Proteínas 15g

Nuevos Favoritos de Pollo

El pollo es una de las opciones favoritas ricas en proteína para una dieta baja en carbohidratos. Es rico y fácil de preparar y extremadamente versátil, y se presta para una gran cantidad de platillos. En esta sección hemos tomado sabores tanto clásicos como nuevos, y los hemos modificado para crearlos en tan solo unos pasos con tu olla de cocción lenta.

Pollo Relleno de Cangrejo y Parmesano

Tiempo de Cocción: 6 horas
Tiempo de Preparación: 15 minutos
Porciones 4

Ingredientes:
4 pechugas de pollo sin hueso, estilo milanesa
1/2 kilo de carne de cangrejo
1 cucharada de chalotes picados
1 cucharadita ralladura de limón
3 tazas de espagueti de calabaza (solo el interior)
1 cucharadita salvia para frotar
1 cucharadita estragón
1 taza de caldo de pollo
2 cucharadas de mantequilla, en cuadros
1 taza de espinaca fresca cortada
1/2 taza de queso parmesano gratinado fresco

Preparación:
1. Prepara tu olla de cocción lenta.
2. En un recipiente combina el cangrejo, chalotes y la ralladura de limón.

3. Esparce la mezcla en cantidades iguales en el centro de cada pechuga de pollo.
4. Enrolla el pollo y asegúralo con hilo de cocinar. Ponlo aparte.
5. En otro recipiente, combina el espagueti de calabaza, la sábila, estragón y la mantequilla.
6. Ponlo dentro de la olla de cocción lenta.
7. Esparce en espagueti al rededor y encima del pollo, vierte el caldo de pollo al rededor.
8. Cúbrelo y cocina por 6 horas a cocción lenta.
9. En los últimos 30 minutos de cocción, vierte la espinaca y el queso parmesano. Cocina hasta que la espinaca seque y el queso se derrita.

Información Nutricional:
Calorías 513
Grasas totales 18g, Grasas saturadas 8g
Carbohidratos Neto 9g
Proteínas 74g

Pollo Tailandés Marinado

Tiempo de Cocción: 5-6 horas
Tiempo de Preparación: 10 minutos más el tiempo de marinado
Porciones: 4

Ingredientes:

1 kilo de pechuga de pollo sin piel ni hueso, en tiras
1/4 de taza de salsa de soya
2 cucharadita de jugo de lima
1/4 de taza de albahaca fresca, picada
1 cucharadita de jengibre fresco, rallado
1/4 de taza de yogurt natural
1 taza de cebolla amarilla, rebanada
2 taza de champiñones varios, rebanados
2 taza de calabacín, rebanado
2 taza de espárragos, cortados en 2 pulgadas
1 taza de caldo de pollo
2 cucharadita de aceite de sésamo
Semillas de sésamo para decorar

Preparación:

1. Prepara tu olla de cocción lenta.

2. En un recipiente combina la salsa de soya, jugo de lima, jengibre y el yogurt.
3. Cubre el pollo con la mezcla de salsa por ambos lados. Puedes ponerlo en el refrigerador por 8 horas para marinar, o puedes ponerlo inmediatamente en la olla de cocción lenta y proceder con las siguientes instrucciones.
4. Añade la cebolla, champiñones. calabacín. y los espárragos.
5. Combina en caldo de pollo con el aceite de sésamo y añádelo a la olla de cocción lenta.
6. Cúbrelo y cocina por 4 horas en temperatura alta, o 6 horas a cocción lenta.
7. Sirve decorado con las semillas de sésamo, si así lo deseas.

Información Nutricional:
Calorías 263
Grasas totales 7g Grasas saturadas 2g
Carbohidratos Neto 11g
Proteínas 33g

Pollo al Arándano

Tiempo de Cocción: 6 horas
Tiempo de Preparación: 10 minutos
Porciones: 6-8

Ingredientes:
2 kilos de pollo en piezas con hueso y piel
3 tazas de papas dulces en cubos
1 taza de arándanos
1 cucharada de chalotes
1/2 taza de apio en cubos
1/2 taza de nueces picadas
1/2 taza de sidra de manzana
1/2 taza de caldo de pollo
1 cucharada de vinagre de sidra de manzana
1 cucharadita mostaza molida de piedra
1 cucharadita de canela
1/2 cucharadita de clavo molido

Preparación:
1. Prepara tu olla de cocción lenta.
2. Añade el pollo a la olla de cocción lenta, seguido de las papas, arándanos, chalotes, apio y nueces.
3. En un recipiente, combina la sidra de manzana, el caldo de pollo, el vinagre,

la mostaza, la canela, y los clavos. Vierte la mezcla sobre el pollo y los vegetales.

4. Cubre y cocina por 6 horas en cocción lenta.

Información Nutricional:

Calorías 146

Grasas totales 6g, Grasas saturadas 1g

Carbohidratos Neto 13g

Proteínas 8g

Elegante Pollo con Champiñones

Tiempo de Cocción: 4-6 horas
Tiempo de Preparación: 10 minutos
Porciones: 4

Ingredientes:
1 kilo de pechuga de pollo sin piel ni hueso
2 taza de champiñones blancos chicos, rebanados
1 taza de cebolla morada rebanada
2 cucharadas de aceite de oliva
1/2 de taza de caldo de pollo
1/4 de taza de vino blanco semidulce
1/4 de taza de crema entera
2 cucharadita de salvia
1 cucharadita de tomillo
1 cucharadita de sal
1 c de pimienta
Ensalada verde fresca o fideos de calabacín por porción.

Preparación:
1. Prepara tu olla de cocción lenta.
2. Añade el pollo a la olla de cocción lenta seguida de los champiñones, la cebolla

morada y el aceite de oliva. Mueve para mezcla.

3. En un recipiente, combina el caldo de pollo, el vino, la crema, la salvia, el tomillo, sal y pimienta. Mezcla y añade a la olla de cocción lenta.
4. Cúbrelo y cocina por 4 horas en temperatura alta o 6 horas en cocción lenta.
5. Sirve con ensalada o el calabacín.

Información Nutricional:
Calorías 292
Grasas totales 16g. Grasas saturadas 5g
Carbohidratos Neto 5g
Proteínas 28g

Pollo con Salsa Balsámica y Miel

Tiempo de Cocción: 6 horas
Tiempo de Preparación: 10 minutos
Porciones 6

Ingredientes:
2 kilos de pollo en piezas con huso y piel

1 cucharada de aceite de oliva

1 taza de cebolla morada rebanada

2 taza calabaza bellota, pelada y rebanada

2 taza de judías verdes cortadas

2 dientes de ajo, picadas

1 taza de caldo de pollo

1/4 de taza de vinagre balsámico

1 cucharada de miel maple

1/4 de taza de albahaca fresca picada

1 cucharada de tomillo fresco picado

1 cucharadita de sal

1 cucharadita de pimienta oscura molida

1/4 de taza de queso de cabra

Preparación:

1. Prepara tu olla de cocción lenta.

2. Pon el pollo y el aceite de olive en la olla de cocción lenta. Revuelve hasta mezclar.

3. Añade la cebolla morada, el calabacín, las judías y el ajo.

4. En un recipiente, combina el caldo de pollo, el vinagre balsámico. y la miel maple. Mezcla bien y agrega a la olla de cocción lenta.

5. Sazona con la albahaca, el tomillo y la

pimienta.

6. Cúbrelo y cocina por 6 horas en cocción lenta.

7. Cerca de una hora antes de comer, remueve la tapa y gentilmente añade el queso de cabra. Reemplaza la tapa y continúa cocinando.

Información Nutricional:
Calorías 172
Grasas totales 8g, Grasas saturadas 2g
Carbohidratos Neto 12g
Proteínas 11g

Pollo en Hojas de Limón con Fideos de Calabacín

Tiempo de Cocción: 4 horas
Tiempo de Preparación: 15 minutos
Porciones: 4

Ingredientes:
1 kilo de pechuga de pollo sin piel ni

hueso, en rebanadas

1 cucharada de aceite de oliva

1/2 taza de salsa ponzu o salsa de soya

2 cucharadita de jengibre fresco, picado

2 dientes de ajo, picado

1 cucharada de hojas de limón picadas

1 cucharada de hojuelas de pimiento rojo trituradas

4 taza de fideos de calabacín (calabacín fresco rebanado en tiras)

1 taza de zanahorias, pelada y delgadamente rebanada

2 cucharadita de aceite de sésamo

1 cucharadita de pimienta negra

1 taza de leche de coco

Cacahuates picados para decorar, si así lo desea

Preparación:

1. Prepara tu olla de cocción lenta.
2. Pon el pollo en la olla de cocción lenta
3. En un recipiente, combina el aceite de oliva, la salsa ponzu o de soya, el jengibre, el ajo, las hojas de limón, y las hojuelas de pimiento. Mezcla bien y vierte sobre el pollo.

4. Después, añade los fideos de calabacín y las zanahorias.
5. Sazona con el aceite de sésamo y la pimienta negra.
6. Añade la leche de coco y cubre. Cocina por 4 horas en cocción lenta.
7. Sirve con los cacahuates gratinados, si así lo desea.

Información Nutricional:
Calorías 341
Grasas totales 13g, Grasas saturadas 11g
Carbohidratos Neto 10g
Proteínas 29g

Pollo Ahumado

Tiempo de Cocción: 6 horas
Tiempo de Preparación: 10 minutos
Porciones: 6

Ingredientes:

1 kilo de pechuga de pollo sin hueso ni piel
1 taza de cebolla amarilla dulce en rebanadas
2 taza de champiñones cremini a la mitad
2 taza de calabaza moscada, pelada y en cubos
2 dientes de ajo picado
1 cucharadita de salvia
1 cucharadita de tomillo
1/2 cucharadita de nuez moscada
1 cucharadita de sal
1 cucharadita de pimienta negra
1 taza de caldo de pollo
1/2 taza de crema entera
1/2 taza de queso crema en cubos
1/2 taza de queso suizo rallado
1/4 de taza cebollín picado

Preparación:

1. Prepara tu olla de cocción lenta.
2. Añade el pollo a la olla de cocción lenta seguido de la cebolla, los champiñones, la calabaza y el ajo.
3. Sazona con la sábila, el tomillo, nuez moscada, sal, y la pimienta negra.
4. Añade el caldo de pollo y cubre, cocina por 6 horas en cocción lenta.
5. Cerca de una hora antes de comer, añade la crema entera, el queso suizo y el cebollín. Mezcla antes de poner la tapa y continúa cocinando.

Información Nutricional:
Calorías 318
Grasas totales 19g, Grasas totales11g
Carbohidratos Neto 11g
Proteínas 24g

Pollo Jerk con Verduras

Tiempo de Cocción: 6 horas
Tiempo de Preparación: 10 minutos

Porciones: 8

Ingredientes:
2 kilos de pollo sin hueso ni piel en piezas
1 cucharadita de canela
1/2 cucharadita de nuez moscada
1/4 cucharadita de clavo molido
1 cucharadita de sal
1 cucharadita de pimienta negra
1 taza de cebolla amarilla dulce rebanada
3 dientes de ajo picada
2 taza de papas dulces en cubos
4 tazas de verduras verdes, como col rizada
1 taza de trozos de piña fresca
1 cucharada de chile jalapeño rebanado
1 taza de caldo de pollo
1/2 taza de jugo de manzana sin azúcar
1 cucharadita de jugo de lima

Preparación:
1. Prepara tu olla de cocción lenta.
2. Añade el pollo y sazona con la canela, nuez moscada, clavos, sal y pimienta.
3. Después, añade la cebolla, ajo, las papas, la piña y los chiles jalapeños.

4. Cubre con el caldo de pollo, el jugo de manzana y el jugo de lima.
5. Cubre y cocina por 6 horas en cocción lenta.
6. Cerca de media hora antes de comer, añade las verduras verdes y revuelve para mezclar. Sirve cuando se sequen las verduras y caliente.

Información Nutricional:
Calorías 115
Grasas totales 1g, Grasas saturadas 0g
Carbohidratos Neto 14g
Proteínas 8g

Fajitas de Pollo

Tiempo de Cocción: 4 horas
Tiempo de Preparación: 10 minutos
Porciones: 4-6 horas

Ingredientes:
1 kilo de pechuga de pollo sin hueso ni

piel, cortado en tiras

2 cucharadita de comino

2 dientes de ajo, picado

1 taza de cebolla morada rebanada

4 tazas de coliflor en ramitos

1 taza de pimiento verde rebanado

1 taza de pimiento rojo rebanado

1 taza de jitomate rebanado

1 1/2 taza de caldo de pollo

1 cucharadita de chile en polvo

1 cucharadita de paprika

1/2 cucharadita de sal

1 cucharadita de sal

1 cucharadita de pimienta negra

2 cucharadita de jugo de lima

1 taza de queso Cotija desmenuzado

1/2 taza de queso crema en cubos

Aguacate para decorar, si así lo desea

Preparación:

1. Prepara tu olla de cocción lenta.
2. Añade el pollo y sazona con comino, antes de añadir el ajo, añade la cebolla morada, la coliflor, el pimiento rojo y verde y los tomates.
3. Combina el caldo de pollo con el chile

en pollo, paprika, canela, sal, pimienta negra y jugo de lima. Añade a la olla de cocción lenta.

4. Cubre y cocina por 4 horas en cocción lenta.

5. Cerca de media hora antes de comer, remueve la tapa y añade el queso Cotija y la crema entera. Mezcla bien y remplaza la tapa y continúa cocinando.

6. Sirve con aguacate fresco, si así lo deseas.

Información Nutricional:
Calorías 491
Grasas totales 29g, Grasas saturadas 16g
Carbohidratos Neto 14g
Proteínas 45g

Pollo con Aceitunas

Tiempo de Cocción: 6 horas
Tiempo de Preparación: 10 minutos
Porciones: 4-6

Ingredientes:

2 kilos de pollo con hueso sin piel en piezas
1 taza de cebolla blanca pelada
3 cabezas de ajo picado
2 taza de zanahoria pelada y rebanada
3 tazas de coles de bruselas a la mitad
1 taza de aceitunas grandes, sin hueso, a la mitad
1/2 taza de vino blanco seco
1 taza de caldo de pollo
2 ramitos de romero fresco
1 cucharada de orégano fresco
1 cucharadita de sal
1 cucharadita de pimienta negra

Preparación:

1. Prepara la olla de cocción lenta.
2. Pon el pollo en la olla de cocción lenta, seguido de la cebolla, el ajo,

zanahorias, coles de bruselas y las aceitunas.

3. Combina el vino blanco seco con el caldo de pollo y añade todo a la olla de cocción lenta.

4. Sazona con el romero, orégano, sal y la pimienta negra.

5. Cubre y cocina por 6 horas en cocción lenta.

Información Nutricional:
Calorías 252
Grasas totales 10g, Grasas saturadas 1g
Carbohidratos Neto 13g
Proteínas 15g

Pollo al Anís

Tiempo de Cocción: 8 horas
Tiempo de Preparación: 10 minutos
Porciones: 4-6

Ingredientes:
4-5 kilo de pollo entero
2 hojas de laurel
1/4 taza de perejil fresco
1 cucharada de tomillo fresco
1 cucharada de semillas de alcaravea
4 estrellas de anís
2 tazas de caldo de pollo
2 tazas de zanahorias peladas y en rebanadas
2 tazas de calabacín amarillo pelado y rebanado

Preparación:
1. Prepara tu olla de cocción lenta.
2. Pon el pollo en la olla de cocción lenta y sazona con las hojas de laurel, perejil, tomillo, las semillas de alcaravea y el anís estrella.
3. Añade el caldo de pollo, las zanahorias,

y el calabacín.

4. Cubre y cocina por 8 horas en cocción lenta.

Información Nutricional:
Calorías 198
Grasas totales 5g, Grasas saturadas 1g
Carbohidratos Neto 10g
Proteínas 25g

Los Mejores Platillos de Carne

La Carne es rica y decadente, y combina perfectamente con un estilo de vida bajo en carbohidratos. El único problema con la carne es que tentamos a limitarnos a nosotros mismos en la manera en la que la preparamos, incluyendo los sabores que le agregamos. Con la ayuda de una olla de cocción lenta, podemos expandir los horizontes de sabor y explorar nuevos sabores y texturas en tus platillos de carne, así como, los incluidos en este recetario.

Pimiento Asado con Remolacha y Brotes

Tiempo de Cocción: 8 horas
Tiempo de Preparación: 10 minutos
Porciones: 8

Ingredientes:
1 3/4 de kilo de carne para asar
2 cucharadas mostaza molida gruesa
1 cucharada de pimienta negra molida
3 cabezas de ajo picado
1 cucharadita de sal
2 taza de betabel rebanado
3 tazas de coles de bruselas picadas
1 cucharada de aceite de oliva
1 cucharada de menta fresca

Preparación:
1. Prepara tu olla de cocción lenta.
2. Sazona la carne con la mostaza, la pimienta, el ajo, la sal antes de ponerla en la olla de cocción lenta.
3. Después, añade los betabeles y las coles.
4. Rocía aceite de oliva y sazona con la menta.

5. Cubre y cocina por 8 horas en cocción lenta o hasta que la carne alcance la cocción deseada.

Información Nutricional:
Calorías 553
Grasas totales 35g, Grasas saturadas 3g
Carbohidratos Neto 4g
Proteínas 50g

Cena Irlandesa de Carne en Lata

Tiempo de Cocción: 6-8 horas
Tiempo de Preparación: 10 minutos
Porciones: 8

Ingredientes:
1 3/4 de kilo de bistec de carne
1 cucharada de especies secas
1 cucharadita de semillas de alcaravea molida
3 tazas repollo picado
2 tazas zanahorias peladas y rebanadas
2 tazas de nabo pelado y rebanado
3 tazas de caldo de res
1/2 taza de cerveza oscura

Preparación:
1. Prepara tu olla de cocción lenta.
2. Sazona el bistec con las especies y las semillas de alcaravea antes de añadirla a la olla de cocción lenta.
3. Añade el repollo, las zanahorias, el nabo, el caldo de res y la cerveza.
4. Cubre y cocina por 6 horas en temperatura alta o 8 horas en

temperatura baja.

Información Nutricional:
Calorías 264
Grasas totales 7g, Grasas saturadas 2g
Carbohidratos Neto 6g
Proteínas 40g

Trozos de Carne Cajún

Tiempo de Cocción: 4-6 horas
Tiempo de Preparación: 10 minutos
Porciones: 6

Ingredientes:
2 kilos de carne en trozos
1 taza de apio en trozos
1 taza de cebolla morada rebanada
1 taza de pimiento rojo rebanado
2 cabezas de ajo picado
1/2 taza de chile poblano en cuadros
2 taza de tomates en lata
1 taza de caldo de res
2 cucharadas de sazonador cajún
1 cucharada de sal
1 cucharadita de pimienta negra

Preparación:
1. Prepara tu olla de cocción lenta.
2. Añade los trozos de carne, seguido del apio, la cebolla, el pimiento, el ajo, el chile poblano y los tomates en lata.
3. Añade el caldo de res y el sazonados cajún, la sal y la pimienta negra.

4. Cubre y cocina por 4 horas a temperatura alta o por 6 horas a temperatura baja.

Información Nutricional:
Calorías 394
Grasas totales 24g, Grasas saturadas 9g
Carbohidratos Totales 8g
Proteínas 31g

Arrachera con Calabaza

Tiempo de Cocción: 8 horas
Tiempo de Preparación: 15 minutos
Porciones: 4-6

Ingredientes:
1 kilo de Arrachera
2 cucharadas de aceite de oliva
1/2 taza de tocino ahumado en trozos
2 cabezas de ajo picado
1 taza de jitomate picado
1/4 de perejil picado
1/2 taza de cebolla amarilla picada
1/4 de taza albahaca fresca picada
2 tazas de calabaza moscada, pelada y en cubos
2 tazas de champiñones cremini a la mitad
2 cucharadas de Salsa Worcestershire
1 cucharada de vinagre balsámico
1 taza de caldo de res
4 tazas de espinaca fresca desgarrada

Preparación:
1. Prepara tu olla de cocción lenta.
2. Agrega la carne a la olla de cocción

lenta y rocía aceite de oliva.

3. Añade el tocino, el ajo, los tomates, la cebolla, el perejil, la calabaza, y los champiñones

4. En un recipiente, combina la salsa Worcestershire, el vinagre balsámico, y el caldo de res, añade a la olla de cocción lenta.

5. Cubre y cocina por 8 horas en cocción lenta.

6. Cerca de media hora antes de comer, añade la espinaca y cocina hasta que seque.

Información Nutricional:
Calorías 330
Grasas totales 16g, Grasas saturadas 5g
Carbohidratos Neto 14g
Proteínas 29g

Filete con Especias y Salsa de Coco

Tiempo de Cocción: 4-6 horas
Tiempo de Preparación: 10 minutos
Porciones: 4-6

Ingredientes:
1 kilo de filete de flanco, rebanado en tiras
1 taza de cebolla morada rebanada
4 tazas de ramitos de coliflor
1 taza de garbanzos en lata y cocinados
1 cucharada aceite de oliva
2 tazas de caldo de res
2 tazas leche de coco sin azúcar
1/2 taza de coco rallado sin azúcar
1 cucharada pasta de tomate
1 cucharada de jugo de lima
3 cucharadas de salsa de soya
4 cabezas de ajo picado
1 cucharada de jengibre fresco y gratinado
1 cucharadita de canela
1 cucharadita cilantro

Preparación:
1. Prepara tu olla de cocción lenta.
2. Agrega la carne a la olla de cocción

lenta y en capas la cebolla, la coliflor, los garbanzos y el aceite de oliva.

3. En un recipiente, combina el caldo de pollo, la leche de coco, el coco rallado, la pasta de tomate, jugo de lima, la salsa de soya, ajo, el jengibre, la canela y el cilantro. Mezcla bien y añade a la olla de cocción lenta.

4. Cubre y cocina por 4 horas en temperatura alta o 6 horas en temperatura baja.

Información Nutricional:
Calorías 370
Grasas totales 23g, Grasas saturadas 15g
Carbohidratos Neto 15g
Proteínas 22g

Rollo de Repollo

Tiempo de Cocción: 6 horas
Tiempo de Preparación: 10 minutos
Porciones: 6

Ingredientes:
1 kilo de carne de res molida
1/2 taza de tocino ahumado en tozos
4 tazas de repollo rebanado
1 taza de cebolla amarilla rebanada
1 tazas tomates en lata con líquido
2 cabezas de ajo picado
1 taza de caldo de res
1/4 de taza de vinagre de manzana en sidra
1/2 de cucharadita de canela
2 cucharadita de semillas de alcaravea
1 cucharadita de sal
1 cucharadita de sal

Preparación:
1. Prepara tu olla de cocción lenta.
2. Añade la carne, el tocino, el repollo, la cebolla, los tomates y el ajo.
3. En un recipiente, combina el caldo de

res, el vinagre, la canela, la alcaravea, la sal y la pimienta negra. Mezcla bien antes de añadir a la olla de cocción lenta.
4. Cubre y cocina por 6 horas a temperatura baja.

Información Nutricional:
Calorías 247
Grasas totales 16g, Grasas saturadas 6g
Carbohidratos Neto 6g
Proteínas 16g

Solomillo de Ternera Escalfado con Verduras de Invierno

Tiempo de Cocción: 8 horas
Tiempo de Preparación: 10 minutos
Porciones: 6

Ingredientes:
2 kilos de carne de ternera para asar
1 cucharadita de sal
1 cucharadita de pimienta negra
1 ramita de romero fresco
1 cucharada de tomillo fresco
3 tazas de caldo de res
2 tazas de zanahoria penada y en rebanadas delgadas
2 tazas de betabel pelado y en rebanadas
2 taza de pastinaca (chirivía) pelada y en rebanadas

Preparación:
1. Prepara tu olla de cocción lenta.
2. Añade la carne a la olla de cocción lenta y sazona con la sal, la pimienta negra, el romero y el tomillo.
3. Cubre con el caldo de res y añade las

zanahorias, betabel y la pastinaca.
4. Cubre y cocina a temperatura baja por 8 horas.

Información Nutricional:
Calorías 466
Grasas totales 28g, Grasas saturadas 11g
Carbohidratos Neto 14g
Proteínas 33g

Taco de Carne

Tiempo de Cocción: 6 horas
Tiempo de Preparación: 10 minutos
Porciones: 4

Ingredientes:
1 kilo de carne de res molida
1 taza de cebolla morada rebanada
1 taza de pimiento verde rebanado
1 taza de granos de elote fresco
1 taza jitomate picado
1 taza de hile poblano en cuadros
1/2 taza de aceitunas negras rebanadas
1 cucharada de comino molido
2 cucharadita de chile en polvo
1 cucharadita de ajo en polvo
1 cucharadita de polvo de cayena
1 cucharadita de pimienta negra
1 cucharadita de sal
1/2 de taza de caldo de res o jugo de tomate
1/2 taza de queso Cotija desmenuzado

Preparación:
1. Prepara tu olla de cocción lenta.

2. Añade la carne, la cebolla, los pimientos, el elote, el jitomate, el chile poblano y las aceitunas a la olla de cocción lenta.
3. Sazona con comino, chile en polvo, ajo, cayena, la pimienta y la sal.
4. Añade el caldo de pollo o jugo de tomate, cubre y cocina por 6 horas a temperatura baja.
5. Cerca de media hora antes de comer remueve la tapa y añade el queso Cotija. Remplaza la tapa y continúa la cocción.

Información Nutricional:
Calorías 463
Grasas totales 32g, Grasas saturadas 14g
Carbohidratos Neto 14g
Proteínas 29g

Filete Suizo Súper Simple

Tiempo de Cocción: 4-6 horas
Time: 10 minutos
Porciones: 2-3

Ingredientes:
1 kilo de sirlón en cubos
1 cucharadita de sal
1 cucharadita de pimienta negra
3 cabezas de ajo picado
1 taza de apio picado
1 taza de zanahoria picada
1 taza de cebolla amarilla en rebanadas
2 tazas de jitomate en lata con el líquido
1 1/2 taza de caldo de res
1 cucharadita de estragón

Preparación:
1. Prepara tu olla de cocción lenta.
2. Sazona la carne con sal y pimienta, agrégala a la olla de cocción lenta. Añade el ajo, el apio, las zanahorias, la cebolla y los jitomates en lata (incluyendo el líquido) a la olla de cocción lenta.

3. Cubre con el caldo de res y sazona con el estragón.
4. Cubre y cocina por 4 horas a temperatura alta o 6 horas a temperatura baja o hasta que la carne tenga la cocción deseada.

Información Nutricional:
Calorías 211
Grasas totales 5g, Grasas saturadas 2g
Carbohidratos Neto 10g
Proteínas 29g

Salchicha de Res y Pimientos

Tiempo de Cocción: 4-6 horas
Tiempo de Preparación: 10 minutos
Porciones: 4

Ingredientes:
1 kilo de Salchicha cortado en rebanadas
1 taza de cebolla amarilla en rebanadas
1 taza de pimiento rojo en rebanadas
2 tazas de pimiento verde en rebanadas
1 taza de jitomate cherry a la mitad
1 taza de caldo de res
2 cucharadita de pasta de jitomate
1/2 de taza de albahaca fresca picada
1 cucharada de orégano fresco
1 cucharadita de sal
1 cucharadita de pimienta negra

Preparación:
1. Prepara tu olla de cocción lenta.
2. Añade la salchicha a la olla de cocción lenta, seguida de la cebolla, los pimientos rojos y verdes y los jitomates cherry.
3. En un recipiente combina el caldo de

res, la pasta de jitomate, la albahaca, el orégano, la sal y pimienta.
4. Cubre y cocina por 4 horas en temperatura alta o 6 horas en temperatura baja.

Información Nutricional:
Calorías 268
Grasas totales 20g, Grasas saturadas 7g
Carbohidratos Neto 10g
Proteínas 11g

Platos Perfectos de Ternera, Cerdo y Cordero

Cuando estás buscando por algo un poco diferente, ya sea para acompañar o solo para expandir tus propias opciones. El puerco, ternera, y cordero ofrecen nuevas opciones en sabores y texturas. Esta no es razón para sentir pena por estas carnes. Al usar tu olla de cocción lenta, estas carnes se cocinan de manera suave, proveyendo de sabor y tus deliciosos platillos.

Lomo de Cerdo Relleno de Hierbas de Jardín

Tiempo de Cocción: 8 horas
Tiempo de Preparación: 15 minutos
Porciones: 8

Ingredientes:
3 kilos de carne de cerdo tierno
1/4 de taza de mostaza molida de piedra
4 dientes de ajo picado
1 cucharadita de pimienta negra

4 cucharadas de mantequilla
1/4 de taza de albahaca fresca picada
1/4 de taza de cebollín picado
1/4 de taza de sabia fresca picada
2 tazas de jitomate cherry a la mitad
2 taza de espinaca fresca
1 taza de caldo de pollo o de vegetales

Preparación:
1. Prepara tu olla de cocción lenta.
2. Corta el lomo ¾ a lo largo de un lado y ábrelo.
3. En un recipiente, combina la mantequilla, la albahaca, cebollín y la sabia. Mezcla bien y esparce a lo largo del puerco.
4. Dobla nuevamente el puerco, asegúralo con hilo de cocinar, si es necesario.
5. Sazona el puerco con la mostaza, el ajo y la pimienta. Ponlo en la olla de cocción lenta.
6. Añade los tomates, el caldo de pollo o de vegetales.
7. Cubre y cocina por 8 horas en temperatura baja.
8. Cerca de media hora antes de comer,

abre la tapa y añade la espinaca. Sirve cuando la espinaca luzca seca y la carne este completamente cocida.

Información Nutricional:

Calorías 418

Grasas totales 20g, Grasas saturadas 7g

Carbohidratos Neto 3g

Proteínas 52g

Cordero al Ajo

Tiempo de Cocción: 6-8 horas
Tiempo de Preparación: 10 minutos
Porciones: 4-6

Ingredientes:
2 kilos de pierna de cordero
5 dientes de ajo enteros
1 cucharada de aceite de oliva
1 taza de zanahorias peladas y rebanadas
1 taza de apio picado
1 taza de cebolla picada
2 tazas de nabo sueco pelado y en cubos
1 tazas de acelgas desgarradas
2 tazas de caldo de vegetales
2 cucharadita de pasta de jitomate
1 cucharadita de miel
1/4 de taza de vino rojo seco
1/4 de taza de perejil fresco picado
1 cucharada de tomillo fresco picado
1 cucharada de granos de pimienta negra

Preparación:

1. Prepara tu olla de cocción lenta.
2. Añade el cordero de la olla de cocción lenta, junto con los dientes de ajo.
3. Rocía con aceite de oliva.
4. Añade las zanahorias, al apio, la cebolla y el nabo seco.
5. En un recipiente, combina el caldo de vegetales, la pasta de jitomate, la miel, el vino, el perejil, el tomillo y los granos de pimienta negra.
6. Añade la mezcla encima del cordero y vegetales.
7. Cubre y cocina a temperatura alta por 6 horas o a temperatura baja por 8 horas.

Información Nutricional:
Calorías 282
Grasas totales 9g, Grasas saturadas 3g
Carbohidratos Neto 11g
Proteínas 33g

Medallones de Cerdo con Hinojo y Puerro

Tiempo de Cocción: 8 horas
Tiempo de Preparación: 10 minutos
Porciones: 6

Ingredientes:
2 kilos de medallones de cerdo
3 dientes de ajo picado
1 cucharada de aceite de oliva
1 taza de vegetales o caldo de pollo
1 taza de puerros rebanados
2 tazas de bulbos de hinojo rebanado
1 ramito de romero fresco
1 cucharadita de sal
1 cucharadita de pimienta negra

Preparación:
1. Prepara tu olla de cocción lenta.
2. Pon la carne y ajo en la olla de cocción lenta.
3. Rocía con aceite de oliva antes de añadir el caldo de vegetales.
4. Añade los puerros, el hinojo, el romero, la sal y la pimienta.
5. Cubre y cocina por 8 horas en temperatura baja.

Información Nutricional:
Calorías 356
Grasas totales 15g, Grasas saturadas 4g
Carbohidratos Neto 4g
Proteínas 46g

Caña de Ternera con Salsa de Anchoas

Tiempo de Cocción: 8 horas
Tiempo de Preparación: 15 minutos
Porciones: 6

Ingredientes:
2 kilos de cortes cruzados de la pierna de ternera
1 taza de cebolla rebanada
1 taza de zanahoria rebanada
1/2 taza de apio rebanado
1 taza de caldo de pollo o vegetales
1/2 taza de vino blanco seco
1/4 de taza de perejil picado
1 cucharada de tomillo fresco
1 cucharadita de pasta de jitomate
1/2 cucharadita de sal
1 cucharadita de pimienta negra

Salsa
2 dientes de ajo picado
1 cucharadita de ralladura de limón
1/4 de taza de perejil fresco picado
1 cucharada de anchoas picadas
1 cucharada de aceite de oliva

Preparación:

1. Prepara tu olla de cocción lenta.
2. Pon la ternera en la olla de cocción lenta cerca de la cebolla, la zanahoria y la apio.
3. Añade el caldo de pollo o vegetales, las pasta de jitomate, y el vino blanco seco.
4. Sazona con perejil, tomillo, sal y pimienta.
5. Cubre y cocina por 8 horas en temperatura baja.
6. Para la salsa: Combina el ajo, la ralladura de limón, el perejil, las anchoas, y el aceite de oliva en la licuadora o procesador de comida. Pulsa hasta que este suave y sirva al lado de la ternera.

Información Nutricional:
Calorías 348
Grasas totales 10g, Grasas saturadas 2g
Carbohidratos Neto 5g
Proteínas 52g

Costillas al Chile

Tiempo de Cocción: 8 horas
Tiempo de Preparación: 10 minutos
Porciones: 4

Ingredientes:
2-3 kilos de costillares de cerdo
2 cucharadas de azúcar morena
1 cucharada de chile en polvo
1 cucharadita de polvo de cayena
2 cucharadas de paprika
1 cucharadita de cebolla en polvo
1 cucharadita de sal
1 cucharadita de pimienta negra
2 tazas de cebolla amarilla rebanada
1 1/2 taza de caldo de pollo o vegetales

Preparación:
1. Prepara tu olla de cocción lenta.
2. En un recipiente, combina la azúcar morena, el polvo en chile, la cayena, la paprika, la cebolla y la pimienta negra. Frota la mezcla a las costillas.
3. Pon las costillas en la olla de cocción lenta.
4. Cubre con la cebolla amarilla y añade el caldo de vegetales.

5. Cubre y cocina por 8 horas a temperatura baja.

Información Nutricional:
Calorías 484
Grasas totales 35g, Grasas saturadas 13g
Carbohidratos Neto 7g
Proteínas 34g

Costillas de Cerdo Chinas

Tiempo de Cocción 8 horas
Tiempo de Preparación 10 minutos
Porciones 4

Ingredientes:
2-3 kilos de costillar de cerdo
3 dientes de ajo picado
1/4 de taza de salsa de soya
2 cucharadas de mermelada de naranja baja en azúcar
3 cucharadas de cátsup
3 tazas de col china picada
1 taza de caldo de pollo o vegetales

Preparación:
1. Prepara tu olla de cocción lenta.
2. En un recipiente combina la salsa de soya, la mermelada de naranja y la cátsup. Mezcla bien y cepilla sobre las costillas.
3. Pon las costillas en la olla de cocción lenta junto con el ajo.
4. Añade el caldo de pollo y vegetales.
5. Cubre y cocina por 8 horas a

temperatura baja.

6. Cerca de media hora antes de comer, abre la tapa y vierte la salsa en la col china. Sirve cuando los vegetales luzcan secos y la carne este tierna.

Información Nutricional:
Calorías 482
Grasas totales 35g, Grasas saturadas 13g
Carbohidratos Neto 6g
Proteína 35

Chuleta de Cerdo Rellena de Verdura

Tiempo de Cocción: 8 horas
Tiempo de Preparación: 15 minutos
Porciones: 4

Ingredientes:
4 chuletas de cerdo con hueso
1/4 de taza de cebolla amarilla rebanada
1/4 de taza de pimientos rojos picados
1/2 de taza de granos de elote fresco
1/2 de taza chile poblano picado
4 taza de tallos de espárragos cortados en una pulgada
1 taza de caldo de pollo o vegetales
1 cucharadita de comino
1 cucharadita de ajo en polvo
1 cucharadita de sal
1 cucharadita de pimienta negra

Preparación:
1. Prepara tu olla de cocción lenta.
2. Corta las chuletas de cerdo a lo largo del costado, introduciendo

aproximadamente ¾ de la carne.
3. En un recipiente combina la cebolla, los pimientos, el elote y los chiles poblanos. Mezcla bien y a cucharadas vierte la mezcla en el centro de cada chuleta.
4. Sazona las chuletas con el comino, el ajo, la sal, y la pimienta antes de añadirlo a la olla de cocción lenta.
5. Añade el caldo de pollo o vegetales.
6. Cubre y cocina por 8 horas a temperatura baja.
7. Cerca de media hora antes de comer, añade los espárragos. Sirve cuando los espárragos este tiernos y la carne cocida en su totalidad.

Información Nutricional:
Colorías 221
Grasas totales 7g, Grasas saturadas 3g
Carbohidratos Neto 9g
Proteínas 26g

Cerdo en Melocotón Dulce y Picante

Tiempo de Cocción: 4-6 horas

Tiempo de Preparación: 10 minutos
Porciones: 4

Ingredientes:
4 chuletas de cerdo con hueso
1/4 cucharadita canela
1/4 cucharadita clavos de olor
1 cucharada hojuelas de pimiento rojo triturado
1 taza de cebolla amarilla dulce rebanada
2 taza de duraznos frescos rebanados
1 taza de caldo de pollo o vegetales
1 cucharada de jugo de limón
2 cucharadas de jugo de naranja

Preparación:
1. Prepara tu olla de cocción lenta.
2. Sazona el puerco con la canela, los clavos, y las hojuelas de pimiento antes de ponerlo en la olla de cocción lenta.
3. Añade la cebolla y los duraznos.
4. En un recipiente, combina el caldo de pollo y vegetales, el jugo de limón, y de naranja. Mezcla bien y añádelo a la olla de cocción lenta.
5. Cubre y cocina por 4 horas en

temperatura alta o 6 horas a temperatura baja.

Información Nutricional:
Colorías 217
Grasas totales 7g, Grasas saturadas 3g
Carbohidratos Neto 12g
Proteínas 24g

Cerdo al Cacahuate

Tiempo de Cocción: 4-6 horas
Tiempo de Preparación: 10 minutos
Porciones: 4-6

Ingredientes:

1 kilo de carne de cerdo cortado en rebanadas
1 taza de cebolla amarilla rebanada
3 tazas de ramitos de brócoli
1 taza de caldo de pollo o vegetales
1/4 de taza de mantequilla de maní sin azúcar
2 cucharadas de salsa de soya
1 cucharada de jugo de limón
1 cucharadita de chile en polvo
1 cucharadita de sal
1 cucharadita de pimienta negra
1 taza de cacahuates picados

Preparación:

1. Prepara tu olla de cocción lenta.
2. Pon la carne en la olla de cocción lenta, seguida de la cebolla. Si es posible, mantén el brócoli fuera hasta la última

hora de cocción. De otra manera, agréguelotambién.

3. En un recipiente, combina el caldo de pollo o vegetales, la mantequilla de maní, la salsa de soya, el jugo de limón, el chile en polvo, la sal y la pimienta. Mezcla bien y añade a la olla de cocción lenta.

4. Añade los cacahuates.

5. Cubre y cocina por 4 horas a temperatura alta o 6 horas a temperatura baja.

Información Nutricional:
Colorías 461
Grasas totales 28g, Grasas saturadas 5g,
Carbohidratos Neto 11g
Proteínas 30g

Olla Bratwurst de Día Lluvioso

Tiempo de Cocción: 4-6 horas
Tiempo de Preparación: 10 minutos
Porciones: 4

Ingredientes:
1 kilo de salchicha Alemana, rebanadas gruesas
2 tazas de zanahorias peladas y rebanadas
1 taza de apio rebanado
1 taza de cebolla morada rebanada
4 tazas de repollo rebanado
2 tazas de caldo de pollo o vegetales
1 taza de jitomates en lata con líquido
1 cucharadita de tomillo
1 cucharadita de albahaca
1 cucharadita de sal
1 cucharadita de pimienta negra

Preparación:
1. Prepara tu olla de cocción lenta.
2. Añade la salchicha con las zanahorias, el apio, la cebolla y el repollo.
3. Después, añade el caldo de pollo o vegetales y los jitomates en lata junto

con el líquido.

4. Sazona con tomillo, albahaca, sal y pimienta negra.

5. Cubre y cocina por 4 horas en temperatura alta o 6 horas en temperatura baja.

Información Nutricional:

Colorías 336

Grasas totales 23g, Grasas saturadas 8g

Carbohidratos Neto 14g

Proteínas 14g

Cordero al Curry

Tiempo de Cocción: 4-6 horas
Tiempo de Preparación: 10 minutos
Porciones: 4

Ingredientes:
1 kilo de cordero cortado en tiras
1 taza de manzana picada
1 taza de pimientos verdes
1/2 taza de apio picado
2 tazas de ramitos de coliflor
2 tazas de guisantes frescos
1 taza de caldo de pollo o vegetales
1 tazas de leche de coco
1 cucharada de pasta de curry verde
1 cucharadita de jengibre fresco gratinado
1/4 de taza de menta fresca picada

Preparación:
1. Prepara tu olla de cocción lenta.
2. Pon el cordero en la olla de cocción lenta, seguida de la manzana, los pimientos y el apio. Si es posible añade el brócoli en los últimos 30-45 minutos de la cocción, de otra manera añade al

mismo tiempo.

3. En un recipiente combina el caldo de pollo o vegetales, la leche de coco, el curry en pasta, el jengibre y la menta. Mezcla bien y añade a la olla de cocción lenta.

4. Cubre y cocina por 4 horas en temperatura baja o 6 horas a temperatura alta.

Información Nutricional:
Colorías 339
Grasas totales 18g, Grasas saturadas 12g
Carbohidratos Neto 13g
Proteínas 23g

Variedad de Vegetales

¿Quién dice que una dieta baja en carbohidratos necesita ser pesada y con carne? Los vegetales pueden ser la estrella de una comida baja en carbohidratos tan fácil como cualquier carne. Todo lo que necesitas saber es cuales verduras usar y como sacarles sabor. Estos platos de verduras son únicos y te ayudarán a hacer exactamente eso.

Mock Mac Mexicano y Queso

Tiempo de Cocción: 2 horas
Tiempo de Preparación: 10 minutos
Porciones: 4-6

Ingredientes:

1 cabeza de coliflor grande, cortada en ramitos pequeños
2 dientes de ajo picado
1 taza de jitomate picado
1 taza de queso amarillo (producido en Monterrey) rallado
1 taza de queso Cotija desmenuzado
1/2 taza de queso crema
1 taza de caldo de pollo o vegetales
1 taza de crema entera
2 cucharadita de chile ancho en polvo
1 cucharadita comino
1/4 de taza de cilantro fresco picado
1 cucharadita de sal
1 cucharadita de pimienta negra

Preparación:

1. Prepara tu olla de cocción lenta.
2. Añade la coliflor, el ajo, los tomates y el

caldo de vegetales o pollo.

3. Cubre y cocina por 2 horas en temperatura alta.

4. En un recipiente, combina el queso, el queso Cotija, el queso crema, la crema entera, el chile, comino, cilantro, sal y la pimienta. Mezcla bien.

5. Cerca de una hora antes de comer, esparce en la mezcla de queso en la olla de cocción lenta hasta que esté bien distribuida.

6. Cubre y continúa la cocción hasta que esté bien cocido.

Información Nutricional:
Colorías 459
Grasas totales 40g, Grasas saturadas 24g
Carbohidratos Neto 9g
Proteínas 16g

Repollo Cremoso Gratinado

Tiempo de Cocción: 2 horas
Tiempo de Preparación: 10 minutos
Porciones: 4

Ingredientes:
4 tazas de repollo triturado
1 taza de zanahoria pelada y en rebanadas delgadas
1/2 taza de cebollines rebanados
1/2 taza de caldo de vegetales
1/2 taza de leche
1 huevo batido
1/2 taza de queso fontina desmenuzado
1/2 de taza de queso suizo desmenuzado
1/4 de perejil fresco picado
q cucharada de cebollín verde frescos picados
1 cucharadita de sal
1 cucharadita de pimienta negra

Preparación:
1. Prepara tu olla de cocción lenta.
2. Mezcla el repollo, la zanahoria, cebollines, el caldo de vegetales, la

leche, y un huevo en la olla de cocción lenta.

3. Cubre y cocina por 2 horas a temperatura alta.

4. Media hora antes de comer, añade el queso fontina, el queso suizo, el perejil, los cebollines verdes, la sal, y la pimienta.

5. Cubre y continua la cocción hasta que el queso este derretido.

Información Nutricional:

Colorías 27

Grasas totales 24g, Grasas saturadas 8g

Carbohidratos Neto 8g

Proteínas 15g

Horneado de Calabaza Rustica

Tiempo de Cocción: 4 horas
Tiempo de Preparación: 10 minutos
Porciones 6

Ingredientes:
4 tazas de calabaza moscada pelada y cortada en cubos
1 taza de calabaza bellota pelada y en cubos
1 taza de cebolla amarilla picada
1 taza de tocino ahumado y picado (opcional)
1 1/2 taza de caldo de vegetales
1/2 taza de jugo de manzana sin azúcar
1/2 taza de nueces pecanas picadas
1 cucharadita de tomillo
1 cucharadita de nuez moscada
1 cucharadita de sal
1 cucharadita de pimienta negra

Preparación:
1. Prepara tu olla de cocción lenta.
2. Añade la calabaza mostaza a la olla de cocción lenta, seguida de la calabaza

bellota, la cebolla morada y el tocino.

3. Añade el caldo de vegetales y el jugo de manzana.
4. después, las nueces y sazona con tomillo, nuez moscada, sal y pimienta.
5. Cubre y cocina por 4 horas a temperatura baja.

Información Nutricional:
Calorías 176
Grasas totales 9g, Grasas saturadas 1g
Carbohidratos Neto 15g
Proteínas 4g

Spaghetti de calabaza con Champiñones y Pimientos

Tiempo de Cocción: 4 horas
Tiempo de Preparación: 10 minutos
Porciones: 4-6

Ingredientes:

4 tazas de espagueti de calabaza (lo de adentro solamente)
2 dientes de ajo picado
3 tazas de champiñones cremini a la mitad o en cuartos
1 taza de pimientos rojos rebanados
1 taza de nueces picadas
2 tazas de caldo de vegetales
1 ramita de romero fresco
1 cucharada de eneldo fresco picado
1 cucharada de cebollínfresco picado
1 cucharadita de sal
1 cucharadita de pimienta negra
1/2 taza de queso de cabra desmenuzado

Preparación:

1. Prepara tu olla de cocción lenta.
2. En la olla de cocción lenta combina el

espagueti, el ajo, los champiñones, el pimiento y las nueces.

3. después, añade el caldo de vegetales y sazona con romero, eneldo, cebollín, sal y pimienta.

4. Cubre y cocina por 4 horas en temperatura baja.

5. Media hora antes de comer, remueve la tapa y añade el queso de cabra y revuelve. Cubre y continúa la cocción.

Información Nutricional:
Calorías 334
Grasas totales 27g, Grasas saturadas 6g
Carbohidratos Neto 13g
Proteínas 13g

Cazuela Cremosa de Espinaca y Alcachofas

Tiempo de Cocción: 4 horas
Tiempo de Preparación: 10 minutos
Porciones: 6

Ingredientes:

12 tazas de espinaca fresca desgarradas
2 tazas de corazones de alcachofa en cuatro
1 taza de cebolla morada picada
3 dientes de ajo picado
1 1/2 taza de caldo de vegetales
1 cucharada de mantequilla en cuadros
1 cucharadita hojuelas de pimiento rojo molido
1 cucharada de eneldo fresco picado
1/4 de perejil fresco picado
1 cucharadita de sal
1 cucharadita de pimienta blanca
1 taza de nueces picadas
1 taza de crema agria
1 taza de queso suizo rallado
1/2 taza de queso de cabra desmoronado
1/4 de queso parmesano rallado fresco

Preparación:

1. Prepara tu olla de cocción lenta.
2. En la olla de cocción lenta, mezcla los corazones de alcachofa, la cebolla morada, el ajo, el caldo de vegetales y la mantequilla.
3. Sazona con las hojuelas de pimiento rojo, el eneldo, el perejil, la sal y la pimienta blanca.
4. Cubre y cocina por 4 horas en temperatura baja.
5. Media hora antes de comer, remueve la tapa y añade la espinaca, las nueces, la crema agria, el queso suizo, el queso de cabra y el queso parmesano. revuelve hasta que estén bien mezclados.
6. Cubre y continua la cocción hasta que estén listos para servir.

Información Nutricional:
Calorías 388
Grasas totales 32g, Grasas saturadas 13g
Carbohidratos Neto 11g
Proteínas 15g

Ratatouille Cocinado Lento

Tiempo de Cocción: 4 horas
Tiempo de Preparación: 10 minutos
Porciones: 4-6

Ingredientes:
2 tazas de jitomate en lata con el líquido
3 cucharadas de pasta de jitomate
1 1/2 de taza de caldo de vegetales
3 dientes de ajo picado
4 tazas de berenjena, pelada y en cubos
4 tazas de calabacín rebanado
2 tazas de calabaza de verano pelado y rebanado
1 taza de pimiento verde rebanado
1 taza de cebolla morada rebanada
2 c de sazonador italiano
1 cucharadita de cebolla en polvo
1 cucharadita de sal
1 cucharadita de pimienta negra

Preparación:
1. Prepara tu olla de cocción lenta.
2. En la olla de cocción lenta, combina los jitomates con el líquido, la pasta de

jitomate y el caldo de vegetales.

3. Añade el ajo, la berenjena, el calabacín, la calabaza de verano, los pimientos verdes y la cebolla.

4. Sazona con el sazonador italiano, la cebolla en polvo, la sal y la pimienta.

5. Cubre y cocina por 4 horas a temperatura baja.

Información Nutricional:

Calorías 119

Grasas saturadas 1g, Grasas saturadas 0g

Carbohidratos Neto 15g

Proteínas 5g

Guiso de Judías Verdes y Champiñones

Tiempo de Cocción: 4 horas
Tiempo de Preparación: 10 minutos
Porciones: 6

Ingredientes:
8 tazas de judías verdes frescas cortadas
2 tazas de champiñones frescos cortados
1 taza de agua de castaña, drenada y cortada
1 taza de cebolla amarilla rebanada
2 cucharadas de mantequilla en cuadros
1 1/2 taza de caldo de vegetales
1 cucharada de salsa de soya
1 c de hojuelas de pimiento rojo triturado
1 cucharada de cebollín fresco picado
1 cucharadita de ajo en polvo
1/4 taza de perejil picado
1 taza de crema agria
1/2 taza de crema entera
1/2 taza que queso parmesano
Almendra rebanada para decorar si lo deseas

Preparación:

1. Prepara tu olla de cocción lenta.
2. En la olla de cocción lenta combina las judías, los champiñones, el agua, la cebolla y la mantequilla. Mueve hasta mezclar.
3. En un recipiente, combina el caldo de vegetales, la salsa de soya, las hojuelas de pimiento rojo trituradas, el cebollín y el ajo en polvo.
4. Cubre y cocina por 4 horas a temperatura baja.
5. Media hora antes de comer, remueve la tapa y esparce el perejil, la crema acida, la crema entera y el parmesano. Continua cocinando hasta que este enteramente cocido.
6. Sirve y decora con almendra rebanada.

Información Nutricional:
Calorías 307
Grasas totales 22g, Grasas saturadas 14g
Carbohidratos Neto 15g
Proteína 9g

Conclusión

Sabemos que el uso de la olla de cocción lenta ofrece incontables beneficios en términos de opciones de comida y opciones saludables. En general, usar una olla de cocción lenta ahorra tiempo y energía, dándonosmás tiempo para dedicarnos a otros aspectos de nuestra vida. Pero a veces, con las consideraciones dietéticas, el uso de la olla de cocción lenta para inefectivo o incluso incómodo. El propósito de este libro ha sido mostrar que cuando se trata de una dieta baja en carbohidratos, la olla de cocción lenta es definitivamente tu mejor amiga en el camino de una buena salud.

Con frescos, saludables ingredientes, no hay límites a las delicias culinarias que puedes crear en tu olla de cocción lenta. Este libro es meramente un punto de partida para proveer de inspiración, para verdaderamente abrazar un estilo de vida baja en carbohidratos y hace de cada día y cada comida lo más excitante posible, de

por vida por una buena salud y una buena
alimentación.

Parte 2

Introducción

Ahí estás, en otro pasillo del supermercado, mirando diferentes artículos que ves en los estantes. Todos ellos prometen ayudarte a perder el peso que quieres perder, pero en realidad no te dicen cómo lo van a hacer.

Sabes que necesitas comer bien, pero ¿qué significa eso exactamente?

¿Cómo vas a perder el peso que quieres perder, y saber que lo estás haciendo de forma segura y saludable?

Ves tantos anuncios y publicidad sobre multitud de dietas que hay a la orden del día, pero no sabes cuáles funcionan y cuáles pretenden únicamente conseguir que compres sus productos.

Sabes que quieres hacerlo correctamente y necesitas hacerlo de una forma inteligente si quieres mantener ese peso a largo plazo. Y ahí es exactamente donde va a entrar en acción este libro.

Voy a deshacerte de todas las conjeturas que puedas tener a lo largo de tu viaje en la pérdida de peso. Voy a demostrarte cómo puedes perder el peso que quieres perder, cómo puedes mantenerlo a largo plazo y cómo puedes mantenerte en forma y saludable a largo plazo. Vas va a ser capaz de perder ese peso, sentirte bien, y ser a la vez feliz y saludable en tu nuevo cuerpo.

Sé que tienes lo necesario para perder el peso, sólo necesitas tener la guía adecuada para seguir el camino. Necesitas saber las problemáticas de la pérdida de peso, la razón por la cual esta dieta sí funciona, y cómo puede sacarle partido a largo plazo.

Después de todo, todos somos diferentes, y todos perdemos y ganamos peso de la misma manera. Todos queremos ser felices, estar sanos y en forma y para ello, todos necesitamos seguir las mismas reglas en cuestión de salud. Este libro te servirá de guía secreta para perder ese peso que ansías perder y quitártelo para siempre.

Déjame mostrarte la clave para tu éxito y tu felicidad, y prepárate para abrazar a tu nuevo "yo".

Los resultados son reales, los hechos lo demuestran, y la solución perfecta para la pérdida de peso está a tu alcance. Todo lo que tienes que hacer es alcanzarlo y cogerlo

Vas a estar tan contento de haberlo hecho.

Capítulo 1 – Ketogenics: los hechos

Hoy en día hay una gran variedad de dietas controvertidas circulando por Internet que muestran diversas formas a la hora de perder peso.

Lo cual le hace preguntarse acerca de cuál será la ideal y adecuada para ti y cuál tienes que evitar. Por ello he creado este precioso librito para ti... sólo para ponerte en el camino correcto y perder ese peso para siempre.

Justo ahora, puedes estar preguntándote qué es la dieta ketogénica, y cómo funciona. ¡Genial! Si quieres una dieta que funcione, es importante que sepas cómo actúa y por qué lo hace de esta forma.

Así que te lo voy a decir ahora.

La dieta ketogénica es una dieta alta en grasas y baja en carbohidratos. Esta se basa en el método natural del cuerpo de quema de grasa, para eliminar las calorías internas y quemar directamente tu peso.

Básicamente, cuando no comes carbohidratos, tu cuerpo entra en un estado deketosis '. Esto significa que ha pasado de usar las calorías que tu cuerpo usa como combustible, a convertirse en suministros de grasa que tienes ya dentro de tu cuerpo.

La forma en que esta dieta funciona va a provocar que fuerces tu cuerpo en este estado. Sé que puede sonar aterrador al principio, pero créeme, vas a encontrarte totalmente sano mientras lo haces. Todo lo que tienes que hacer es comer los alimentos adecuados.

Verás, no creo en dietas que te exijan escatimar en comida. Tu cuerpo necesita comida para funcionar como combustible. Necesita la comida para mantenerse activo en el día a día.

Si no estás ingiriendo lo suficiente en tu cuerpo, vas a terminar en modo de inanición, por lo que tu cuerpo tendrá que aferrarse a las reservas de grasa que tiene. Cuando sigues la dieta ketogénica, le estás dando a su cuerpo todo lo que necesita para funcionar, suficientes calorías para no sentirse estuviera hambriento y suficiente combustible para pasar el día.

Al mismo tiempo estás actuando de forma

inteligente, ya que estás siendo consciente de los nutrientes, obligando a tu cuerpo a convertirse en una máquina bien preparada. Tu cuerpo va a acabar con la grasa que tienes ya dentro y quemar las grasas que vas ingiriendo. Dando a su cuerpo el combustible que necesita para funcionar y funcionar bien.

Vas a tener que esperar un período de tiempo antes de ver los resultados que deseas, pero te prometo, si estás dispuesto a continuar con la dieta y a invertir el tiempo y esfuerzo necesario, que vas a ver cómo se derrite el peso en ti, convirtiéndote en esa persona delgada y esbelta que siempre quisiste ser.

La clave de esta dieta es, de lejos, la constancia de la persona con respecto a lo que está haciendo. La constancia es crucial si quieres obtener los resultados reales.

Créeme, una vez que lo hagas, vas a ver que el peso sale volando, consiguiendo el cuerpo que quieres.

Capítulo 2 – ¿hacer o no hacer? Los pros y los contras de la dieta ketogénica

No hay una dieta perfecta en este planeta. Eso es algo que todo el mundo necesita aceptar, para seguir adelante.

No importa cuánto deseas encontrar la receta mágica, ya que la respuesta universal para todos no existe. Sin embargo hay dietas que son perfectas para ti, las cuales tienes que seguir para obtener los resultados que deseas.

Esta dieta, tiene un montón de pros y sólo unos pocos contras. Pero, si quieres ser completamente justo contigo mismo y estar preparado para saber responder a quienes te preguntan sobre tu elección, debes saber lo que hay a ambos lados de la frontera.

Así que vamos directos a los pros y contras de esta dieta, así podrás elegir por ti mismosi quieres llevarla a cabo. Estoy plenamente seguro de que después de leer esta lista, vas a estar más feliz de continuar con las recetas, pero aún quiero asegurarme de que conoces los pormenores de la dieta antes de continuar. Así que sin más preámbulos, echemos un vistazo a los contras.

Esta dieta puede ser confusa al principio, por lo que vas a necesitar un poco de tiempo para acostumbrarse a la lista.

Sé paciente, sé constante, y sé determinado, vas a conseguir los resultados que quiere.

Esta dieta puede causar una batalla con ciertos... olores.

La mayor queja que la gente tiene con esta dieta es el hecho de que tendrás que luchar con el olor conforme vas entrando enketosis. Esto es completamente normal, y desaparecerá.

Tu cuerpo está deshaciéndose de la basura que no necesita. Te vas a sentir mucho mejor, esto es realmente algo que desearemos.

No importa cuanperfecta es la dieta, todavía tienes que poner de tu parte haciendo ejercicio

Todos los cuerpos necesitan ejercicio. Esto

es más que sólo perder peso, es cuestión de salud. Sé que puede ser difícil encajar en el tiempo para hacerlo, pero es muy importante, y te vas a sentir mucho mejor.

Levántate del sofá algunos minutos al día, ¡y verás los beneficios de diversas formas!

Esta dieta permite muchas de las comidas que la mayoría de las dietas prohíben.
Nadie quiere dejarse el queso, el helado o el tocino. Ahora no tienes por qué. De hecho te encontrarás mejor si incluyes estos alimentos. Ya que son las proteínas que necesitas para saciar los antojos que tienes.
¡Por lo que todo ganamos!

El rendimiento de esta dieta tiene resultados. ¡Reales y verdaderos resultados que puedes ver!
Apuesto lo que quieras a que estás cansado de probar mil dietas diferentes sin obtener ningún resultado, bueno, eso no va a ocurrir aquí. Vas obtener los resultados que has estado buscando.

Esta es la dieta que puedes seguir.

Muchas dietas son tan restrictivas, que no puedes mantenerlas a largo plazo, pero este no es el caso.

Puedes contar con tanto alimentos, que los pocos que no están en la lista no los vas a echar de menos.

No solo eso, sino que tienes multitud de sustitutivos para elegir entre ellos.

Esta es la dieta que te permite comer fuera.

Si alguna vez has hecho dieta antes, sabrás la pesadilla que puede ser comer fuera. Pero ya no.

Hay tantos restaurantes bajos en carbohidratos allí fuera que no vas a tener ningún problema en elegir dónde quieres comer.

Simplemente evitando los bollos vas a poder permitirte incluso comer comida basura! Ya nunca más tendrás que evitar las comidas fuera con tus amigos.

Esta es una dieta divertida de seguir

Puedes comer carne, tocino, helado, yogurt y queso. No hay límite en los alimentos maravillosos que puedes seguir tomando.. ¿Así que cual es el problema en seguirla?

Esta es una dieta beneficiosa para tu salud.

Puedes estar focalizándote en los carbohidratos, y está bien. Tu cuerpo empezará a obtener nutrientes reales de comida de verdad. No falsas comidas, sin químicos.

Únicamente real, salud y bienestar que vas a amar.

Esta es una dieta que puedes seguir tanto como quieras.

Sinceramente, ¿cómo alguien puede aburrirse de este estilo de vida?

Como puedes comprobar los pros pesan más que los contras, estoy seguro que lo has notado. Es hora de ponerse a trabajar!

Empecemos con recetas que van a cambiar tu vida a mejor.

Capítulo 3: Desayunos altos en grasa y bajos en carbohidratos para mantenerte saciado

En tu búsqueda por una dieta baja en carbohidratos, estos desayunos van a ser tu salvavidas. Lleno de sabor y digno de lo que pediría un médico. Vas a ser capaz de disfrutar de ti mismo mientras pierdes el peso que deseas...nada podría ser mejor que eso.

Revuelto de espinacas y huevos –Para 2 personas

Que necesitarás:
- 3 huevos
- 2 taza de espinacas frescas
- 1 taza de yogurt natural
- zumo de limón
- 2 dientes de ajo picados
- Aceite de coco

Instrucciones:

Bate los huevos junto al yogurt y apártalo. Engrasa una sartén y ponla a fuego medio en el fogón, luego añada los huevos una vez esté caliente. Remuévelo añadiendo las espinacas y aderézalo con ajo al gusto Servir con una pizca de zumo de limón, al gusto.

El campesino- Para dos personas

Qué necesitarás:
- 6 tiras de tocino
- 4 huevos
- 2 patatas dulces
- Mantequilla
- Pimienta

Instrucciones:

Pon a calentar el horno a 180 grados. Cocina el tocino hasta que quede crujiente. Desmenuza las patatas dulces con un rayador de queso y añada dos cucharadas de mantequilla derretida.

Introdúzcalo en un recipiente en el horno y espere a que se hornee durante 20 minutos, luego remuévelo y espere otros 20 minutos en el horno hasta que quede crujiente.

Caliente un poco de mantequilla a fuego medio en un sartén y luego fríe los huevos a tu gusto. Servir

Puré "Hash"- Para dos personas

Que necesitarás:
- 2 patatas dulces
- 2 kg de salchichas
- 1 paquete de queso mozzarela triturado
- Mantequilla al gusto
- Pimienta al gusto
- 3 zanahorias

Instrucciones:

Tritura las patatas dulces y las zanahorias en la trituradora y mézclalo con aceite de oliva en un bol.

Cocina las salchichas hasta que queden tostadas, luego remuévelas con las patatas dulces.

Viértelo todo en un recipiente para hornear e introdúcelo en el horno previamente calentado a 180 grados. Hornear durante 30 minutos y servir.

Batido "Whipthem up"

Que necesitarás:
- 1 plátano
- ¼ taza de mantequilla de cacahuete
- 1 taza de yogurt griego
- 1 cucharada de cacao en polvo

Instrucciones:

Corta el plátano y mézclalo todo en la licuadora. Mezclar hasta que quede una textura suave, luego añade hielo al gusto.

Cuando consigas la consistencia deseada, verter en una taza y disfrutar.

Atún con queso fundido – Para dos personas

Qué necesitarás:

- 2 huevos
- 1 lata de atún
- 1 taza de yogur griego pequeño
- 1 puñado de espinacas
- pimienta
- ajo al gusto
- queso crudo

Instrucciones:

Pon a calentar una cacerola a fuego medio y mezcle los huevos con el yogur. Abre y quita el líquido restante a la lata del atún, después mezcla con los huevos y viértelo en la cacerola.

Cocinar suavemente y añade pimienta y ajo al gusto.

Remueve las espinacas cuando estén a punto de hacerse y espolvorea el queso por encima. Una vez que el queso se ha derretido, está listo para servir.

Huevos a la taza- Para 1 persona

Qué necesitarás:
- Un poco de leche
- 1 porción de queso desmenuzado en pedazos
- 2 huevos
- Pimienta al gusto
- Verduras para adornar si lo desea

Instrucciones:

Mézclalo todo y viértelo en una taza, después colóquelo en el microondas durante 2 minutos, volviéndolo a mezclar a la mitad del tiempo.

¡Cerciórate de que el huevo se cocine bien y listo para disfrutar!

Los "Pancakes"del rey – Para 1 persona

Qué necesitará:

- 2 huevos
- ½ taza de crema de queso
- Semillas de lino
- edulcorante al gusto

Instrucciones:

Pon a calentar una sartén y mezcla todos los ingredientes en un plato separado.

Cuando la mezcla alcance la consistencia de la masa, usa un cucharón para hacer los pancakes en la sartén.

Cocina cada unodurante un par de minutos por cara, hasta que tomen un tono tostado. Sirva inmediatamente con mantequilla.

Pudding a la taza – Para 1 persona

Qué necesitarás:
- 1 taza de leche de coco
- 1 cucharada de semillas de Chía
- 1 pequeña lata de crema de coco
- Edulcorante al gusto
- 1 cucharada de cacao en polvo
- Una pizca de vainilla

Instrucciones:

Mezcla todos los ingredientes y déjala en el frigoríficodurante toda la noche hasta la mañana.

Deja espesar las semillas de Chía y añádelo como extra si lo deseas.

¡Disfruta al salir por la puerta!

Huevos ahuecados – Para 2 personas

Qué necesitarás:

- 4 huevos
- 4 tiras de tocino
- 1 taza de queso rallado
- Un poco de leche
- Pimienta

Instrucciones:

Pon a calentar el horno a 180 grados

Engrasa 4 moldes, y poner el tocino en éstos, recubriendo el borde.

Mezcla los huevos con la leche y las espinacas con el requesón, Luego vierte en el centro de las tazas.

Colóquelo en el horno y hornee durante 20 minutos. Adorna con el queso si lo deseas, y sírvelo inmediatamente.

Queso Cottage(break de desayuno) – Para 1 persona

Que necesitarás:
- 1 taza de queso cottage
- ¼ taza de leche entera de coco
- miel al gusto
- canela al gusto

Instrucciones:

Mezcla todos los ingredientes y vierte en otro tazón para disfrutar. Servir inmediatamente.

Capítulo 4 – almuerzos bajos en carbohidratos con alto contenido de grasa: el empujón del mediodía.

Prepárate para hacer hueco al hambre con estas deliciosas opciones. Te vas a mantener, vas a perder ese peso, y aun así vas a desear que llegue el almuerzo.

Sin mencionar que puedes comer hasta saciarte y perder ese peso deseado. Es una victoria lo mires por donde lo mires.

Envolturas de pollo – Para 1 persona

Qué necesitarás:
- 1 taza de pechuga deshuesada de pollo sin piel cocida
- 1 lechuga de hoja grande
- Una pizca de vinagre balsámico

Instrucciones:

Corta el pollo en trozos pequeños y ponlo en el centro de la hoja de lechuga. Adorna el queso al gusto y echa una pizca de vinagre al lado.

Cerrar la lechuga a modo de envoltorio y servir de inmediato.

Salmón sobre la marcha – Para 1 persona

Qué necesitarás:

- 1 lata de salmón sin espinas ni piel
- 1 taza de requesón
- 1 puñado de espinacas
- Zumo de limón
- ajo

Instrucciones:

Abre la lata y quita el líquido restante del salmón y coloca el queso cottage en el plato. Coloca las espinacas sobre el plato y sazona con especias al gusto, pon el salmón encima de las espinacas y decora con más queso al gusto.

Servir inmediatamente.

Barquitos de avocado con huevos – Para 1 persona

Qué necesitarás:
- 2 huevos
- 1 aguacate
- Queso
- Pimienta

Instrucciones:

Corta el aguacate por la mitad y coloca un huevo en el centro de mitad. Puedes vaciar los aguacates utilizando el contenido como guarnición, o puedes colocar el huevo encima del aguacate.

Adorna con el queso y métalo al horno. Hornear a 200 grados durante 15 minutos. Servir inmediatamente.

"GoGo" smoothie verde – Para 1 persona

Qué necesitarás:
- 1 taza de leche de coco
- ½ taza de crema de coco
- 1 puñado de espinacas
- 1 aguacate
- Edulcorante al gusto
- 3 cucharadas de cacao en polvo

Instrucciones:

Mezcla todos los ingredientes en la licuadora hasta alcanzar una textura suave. Puedes añadir hielo al gusto.

Cuando tengas todo listo, vierte en otro vaso y sirve inmediatamente.

Hamburguesa de queso – Para 1 persona

Qué necesitarás:
- Medio kg de carne de hamburguesa
- Queso a elegir
- Pimienta
- Ajo
- Sal

Instrucciones:

Forma una empanada con la carne y cocine en una sartén a fuego medio.

Una vez que esté completamente cocido, retíralo a un plato y coloque el queso, la lechuga y cualquier otro adorno al gusto por encima.

Comer con tenedor, y servir mientras todavía está caliente.

Ensalada fácil y rápida para almorzar – Para 1 persona

Qué necesitarás:
- 2 huevos hervidos
- Queso
- 1 puñado de espinacas
- 1 puñado de lechuga romana
- 1 tomate

Aderezo bajo en carbohidratos a su elección

Instrucciones:

Pica los huevos hasta que quede desmenuzado y mezcla todos los demás ingredientes en un tazón.

Adorna con el aderezo a su elección, y servir inmediatamente.

También se puedeagregar un poco de atún u otra proteína al gusto. ¡Explora lo que te gusta y hazlo a tu manera!

El mejor almuerzo para el camino – Para 1 persona

Que necesitarás:
- ¼ kg de salchicha
- 2 tiras de tocino
- Pimienta
- 1 Hoja grande de lechuga
- Queso a elegir

Instrucciones:

Corta el tocino en trozos pequeños y cocina bien con la salchicha. Sazone al gustoy adorna con queso.

Envolver con la hoja de lechuga y ¡disfruta al salir por la puerta!

"Smoothie" de tocino – Para 1 persona:

Qué necesitarás:

- 1 taza de leche entera de coco
- 1 taza de yogur griego
- Miel al gusto
- 1 plátano
- 3 cucharadas de cacao en polvo
- 2 tiras de tocino

Instrucciones:

Cocina el tocino hasta que esté crujiente. Mientras el tocino se está cocinando, mezcla todos los otros ingredientes en la batidora y mezcla hasta eliminar los grumos.

Puedes añadir hielo si quieres. Una vez que esté satisfecho con la consistencia del batido, mezcle el tocino y sírvelo con una pajita.

Sándwiches listos para almorzar – Para 1 persona

Qué necesitarás:
- 1 salchicha
- Trozo de queso a elegir
- 2 huevos
- ½ taza de crema de queso
- Semillas de lino
- Edulcorante al gusto

Instrucciones:

Precalienta una sartény mezclatodos los ingredientes en un plato separado.

Cuando la mezcla alcance la consistencia de la masa, usa la cuchara para hacer pancakes individuales en la sartén.

Cocina un par de minutos por cada lado, hasta que sean tengan un tono tostado.

Cocina la salchicha y derrite la porción de queso encima.

Crea tu sándwich usando los pancakes a modo de pan.

Sirve inmediatamente.

La Osa mayor – Para 1 persona

Qué necesitarás:

- 1 taza de queso cottage
- 2 tiras de tocino
- 1 cabeza de coliflor
- Ajo
- Pimienta

Instrucciones:

Corta el tocino en trozos pequeños y cocinar bastante.

Remueveel requesón con el condimento elegido y mezclar.

Si quieres calentarlo, calentar en el microondas durante treinta segundos, pero de lo contrario puedes disfrutarlo en frío.

Corta la coliflor en trozos pequeños y sumérgelos en la mezcla del requesón y listo para disfrutar.

Capítulo 5 – Cena en una moneda de diez centavos:Concluyendo el día bajo en carbohidratos y rico en grasas.

Al tiempo en que la cena te supera, te sientes cansado y sólo quieres arrastrarte a la cama. Hay un montón de opciones fáciles que te van a mantener en el camino correcto y llegar al objetivo de perder peso, sólo tienes que aferrarte a estas y así no tendrás ningún problema.

Filete con huevo frito – Para 1 persona

Qué necesitarás:
- 2 huevos
- Bistec al gusto
- Mantequilla
- Sal
- Pimienta
- Ajo

Instrucciones:

Precalienta una sartén al fuegoy añadir el filete. Sazona y cocina al gusto preferido y apartar.

Tras esto, fríe los huevos en una sartén separada. Sirvelos huevos sobre la carne.

¡Y a disfrutar!

Coliflor con queso – Para 1 persona

Qué necesitarás:
- 2 tazas de coliflor
- 2 tazas de queso rallado
- 1 taza de leche entera de coco
- ½ kg de salchicha
- 1/3 taza de mantequilla

Instrucciones:

Mezcla la leche, el queso y la mantequilla en una sartén a fuego lento. Cocina bien la salchicha en una sartén separada.

Trocea la coliflor y agrega a la salsa de queso, a continuación, añade la salchicha cocinada. Mezcla bien, y acompáñalo con cualquier otra guarnición si lo deseas.

Sirve inmediatamente.

Bajo la ensalada marinada

Qué necesitarás:
- 1 lata de atún
- 1 lata de salmón
- 1 puñado de espinacas
- Queso feta
- Aderezo al gusto

Instrucciones:

Abre y elimine el líquido sobrante de las latas de pescado y mezcla bien con un puñado de espinacas.

Mézclalo con el aderezo al gusto y sirve inmediatamente.

Hamburguesas del revés – Para 1 persona

Qué necesitarás:
- ½ kg de hamburguesa
- Sal
- Pimienta
- Queso Cheddar
- Lechuga
- Tomate

Instrucciones:

Pon a calentar una sartén a fuego medio, y divide la carne en dos porciones.

Coloca el queso cheddar en el centro de las hamburguesas, y selle las puntas para crear una hamburguesa de queso al revés.

Cocínalashasta que quede bien hecha, y sírvelas en un plato con las guarniciones.

¡Y a disfrutar de inmediato!.

Tocino "PumpkinBumpkin" – Para 1 persona

Qué necesitarás:
- 3 tiras de tocino
- 1 lata de trozos de calabaza
- Mantequilla
- Canela

Instrucciones:

Corta el tocino y cocínalo. En otra sartén, a fuego lento, echa los trozos de calabaza, pero sin romperlos.

Remueve cuidadosamente el tocino y añade los condimentos como guarnición.

Sírvelo inmediatamente.

"Smoothie" de calabaza – Para 1 persona

Qué necesitarás:

- 1 lata de calabaza
- 1 banana
- 1 taza de leche entera de coco
- 1 taza de yogur griego
- Canela
- Edulcorante al gusto
- Cubitos de hielo

Instrucciones:

Corta el plátano en trozos pequeños y abra la lata de calabaza. Coloque todos los ingredientes en su batidora y triturar hasta que estén completamente mezclados.

Es necesario asegurarse de que no hay grumos en el batido.

Cuando consiga la textura, verter en otro vaso y a disfrutar.

Palitos de mozzarela – Para 1 persona

Qué necesitarás:
- 3 porciones de palitos de mozzarella
- 3 tiras de tocino
- 1 huevo
- Queso Cottage

Instrucciones:

Cocina el tocino hasta que quede muy crujiente. Rompe en pedazos tan pequeños como sea posible.

Romper el huevo y batir, a continuación, añadir algunos trozos de tocino.

Corta los palitos de queso por la mitad, y enrollarlos en el tocino hasta que estén bien recubiertos. Colocar en un recipientee introdúzcalo en el horno a 200 grados.

Hornee durante 10 minutos y sirva inmediatamente con queso Cottage para mojar.

Sopa de domingo – Para 2 personas

Qué necesitarás:
- 1 coliflor de cabeza
- 1 kg de salchicha
- 3 tiras de tocino
- 1 tomate
- 1 puñado de espinacas
- Sal
- Pimienta
- Ajo
- Mantequilla
- Agua

Instrucciones:

Cocinala salchicha y el tocino y corta en trozos pequeños. Cortar la coliflor y añadir a la sartén con la carne. Adorne con los condimentos, y colóquelos en una olla con agua.

Añade las espinacas y deja cocer a fuego lento en la olla durante 20 minutos.

Acompáñalo con el queso, y ¡listo para servir!

Puré de coliflor y ajo – Para 1 persona

Qué necesitarás:
- 1 cabeza de coliflor

- 2 dientes de ajo
- 1 taza de crema entera de coco
- 1 cucharada de mantequilla
- Albahaca

Instrucciones:

Hierve la coliflor hasta que esté blanda y echar a la batidora. Añade la leche y mezcle hasta que quede sin grumos.

Pica el ajo y alisa la mantequilla, luego añade esto a la mezcla. Añade un poco de albahaca, y si necesita calentar la mezcla, introducir en el horno durante unos minutos a 180 grados.

Servir con un poco de mantequilla en la parte superior y un tenedor.

Hamburguesas bajas en carbohidratos – Para 2 personas

Qué necesitarás:
- 1 kg de hamburguesa
- 1 cabeza de coliflor
- ½ taza de brócoli
- Sal
- Pimienta
- Agua
- Tarro de salsa
- 1 lata pequeña de setas

Instrucciones:

Dora la hamburguesa a fuego medio y sazona al gusto. Corta la coliflor y el brócoli, y hacer la salsa de acuerdo con las instrucciones.

Mezcla todos los ingredientes en una olla grande a fuego lento. Una vez calentado, sirve inmediatamente con la guarnición a elegir.

Conclusión

Aquí lo tienes, todo lo que necesitas saber para empezar esta dieta baja en carbohidratos y rica en grasas, y para mantenerle en el camino correcto hacia el éxito. Sé que hay mucho que controlar cuando se está comenzando esta dieta, y hay tantas cosas que no sabes cuándoempezarla, pero quiero que sepas que tienes lo que se necesitas para empezar, y con la ayuda de este libro, vas a conseguirlo sin perder el tiempo.